Séance annuelle du 16 juin 1903

Impotentia coeundi, d'origine mentale, guérie par la suggestion éthyl-méthylique

par M. le Dr Paul FAREZ
Professeur à l'École de Psychologie

Parmi toutes les affections justiciables de la psychothérapie, l'impuissance génitale se montre l'une des plus rebelles, surtout lorsqu'elle est d'origine mentale. Je suis heureux de vous en rapporter un cas bien guéri par cette forme de suggestion que j'ai tout récemment préconisée [1], à savoir la suggestion pendant la narcose éthyl-méthylique.

Il s'agit d'un homme de 30 ans, exerçant avec distinction une profession libérale. Depuis dix ans, il présente une impuissance génitale, survenant dans des conditions toutes particulières.

A-t-il un rendez-vous avec une « femme nouvelle », suivant l'expression de Fournier, il éprouve un échec complet ; l'inaptitude fonctionnelle est totale et dure aussi longtemps qu'il reste en tête-à-tête avec sa partenaire. Cependant, c'est un grand gaillard, solidement charpenté, bien musclé, d'une santé physique très florissante. Au point de vue somatique, l'organe n'est nullement lésé ; et, chose curieuse, la fonction s'accomplit sans hésitation, brillamment même, avec ce qu'on appelle une « professionnelle ». Mais s'agit-il d'une petite ouvrière ou d'une femme qu'il a connue dans le monde, l'inhibition est complète. Cependant notre homme n'est pas d'une timidité exagérée ; il n'a pas, à proprement parler, le trac ; il est victime d'une tournure d'esprit spéciale.

Très désireux d'accomplir comme il sied tout ce qu'il entreprend, il se fait des reproches à propos de tout ; il aurait pu, il aurait dû s'y prendre comme ceci ou comme cela ; il rumine diverses solutions ; il les pèse et prend difficilement un parti ; ses préoccupations mentales le rendent scrupuleux, inquiet, irrésolu.

Après avoir donné un rendez-vous à échéance fixe, il se répète à chaque

(1) *Revue de l'Hypnotisme :* 1903, numéros de février, juillet, août et septembre *Congrès des Aliénistes et Neurologistes,* XIIIᵉ session Bruxelles, août 1903.

instant : « Pourvu que je réussisse, que je sois brillant, que je ne donne pas une mauvaise opinion de moi ! Si j'allais ne pas réussir ! »

Immédiatement avant le rendez-vous, il échafaude un plan d'attaque; il pense, réfléchit, combine; il prévoit toutes sortes de petites difficultés. « Sans doute, se dit-il, avec une professionnelle, cela va tout seul, je m'y prends comme ceci; mais avec une femme du monde, c'est bien différent! »

Au moment délicat, il est énervé, indécis, préoccupé : « Ai-je raison de faire comme ceci? Ne devrais-je pas agir comme cela ? Il s'observe, s'analyse, s'interroge; et cette activité mentale inhibe la fonction spéciale. Il échoue piteusement; il est vexé, découragé, humilié : l'opinion masculine, et aussi féminine, n'est-elle pas qu'un homme doit être, en toutes circonstances, *semper paratus* ?

Lorsque sa partenaire est indulgente et que les circonstances amènent une seconde entrevue, l'échec se renouvelle ; la troisième fois, cependant, il remporte un demi-succès et, la quatrième fois, un succès complet. A partir de ce moment, il n'échoue plus jamais : il sait à qui il a affaire ; il n'est plus dépaysé; il s'est acclimaté; rien ne le préoccupe plus et la fonction s'accomplit très normalement.

Mais ces amours ne peuvent être que de courte durée et, quand il doit passer à une autre, il s'épouvante à l'idée d'affronter la femme nouvelle! Cyniquement il me confie : « Vous n'imaginez pas combien j'ai dû laisser échapper de belles occasions depuis dix ans ! Très souvent, dans le monde, j'ai senti que je n'avais qu'un mot à dire ; je ne l'ai pas dit pour ne point aller au-devant d'un échec. Parfois, acculé par les circonstances, je suis obligé d'accepter ou de donner un rendez-vous; lorsqu'arrive l'heure convenue, je fais dire que je suis sorti, je prétexte des empêchements, je fuis, en somme, et je me fais l'effet d'un lâche! Dans la rue, si je rencontre une jolie femme, j'ai plaisir à la regarder, mais aussitôt je me dis : N'insiste pas, elle n'aurait qu'à te répondre et tu serais bien ennuyé de faire connaître ton infirmité à une personne de plus. »

J'objecte ceci : « — Vous devriez vous féliciter qu'il en ait été ainsi. Alors que beaucoup d'étudiants gaspillent leur temps, leur argent et leurs forces à faire des fredaines, vous, vous avez eu le loisir de bien travailler et de vous faire la très jolie situation que vous occupez.

— Mais, me répond-il, mon caractère s'est assombri; je suis devenu triste, morose, soucieux; mon front s'est plissé. Quand mes amis me rencontrent, ils me demandent de quelle maladie je souffre et me harcèlent pour que je me fasse soigner. J'endure de véritables tortures morales. »

Il ajoute : « Je suis en âge et en situation de me marier; je ne me déciderai à le faire que si je suis sûr que je suis guéri. Sans doute, je sens bien qu'au bout de très peu de temps je serais, à l'égard de ma femme, ce que sont tous les maris; mais, pendant les premiers jours, je serais piteux et grotesque; c'est ce supplice que je ne puis accepter. »

On lui a, bien entendu, prodigué des conseils de toute sorte, médicaux et extramédicaux; il a essayé la kola, la coca, la yohimbine, sans oublier la cantharide, toujours sans aucun résultat. C'est alors qu'il vient me demander de le soigner par la suggestion hypnotique.

Très docilement, il se prête à mes exigences. Il reste immobile, les yeux fermés, pendant une demi-heure, trois quarts d'heure, une heure. Les diverses manœuvres hypnogéniques l'assoupissent sensiblement. Au fur et à mesure que les séances se répètent, j'obtiens une hypotaxie de plus en plus grande; les membres sont inertes, il ne saurait les remuer; le corps obéit, mais le mental ne se laisse point dominer; je fais des suggestions très intenses : toujours elles se heurtent à l'obsession morbide. Le sujet sent bien qu'il ne sera guéri que s'il peut être plongé dans un sommeil profond avec suspension de la pleine conscience. Je m'ingénie à varier et à multiplier les artifices opératoires. L'hypotaxie est considérable pour ce qui concerne le point de vue somatique; elle est très insuffisante pour tout ce qui concerne la sphère psychologique : la conscience persiste et mes suggestions s'émoussent devant l'obstacle.

De guerre lasse, je lui propose de le soumettre à la suggestion somnique, c'est-à-dire de profiter de son sommeil naturel pour imposer à son subconscient des suggestions curatives. Il m'objecte toutes sortes de difficultés qui tiennent à la disposition de son appartement, à son entourage, à ses domestiques; surtout, ajoute-t-il, « j'ai le sommeil extrêmement léger et, dès que vous aurez fait quelques pas dans ma chambre, je serai complètement réveillé ». Je suis bien obligé de m'incliner.

Alors, j'ai recours, ainsi que je l'ai fait souvent, aux hypnotiques médicamenteux, en particulier au trional, que je lui fais prendre dilué dans une infusion très chaude, quelque temps avant qu'il ne se rende chez moi; pour accroître les chances, je le fais venir dans mon cabinet à une heure assez avancée de la soirée. Subjugué par le médicament hypnotique et, la fatigue de la journée aidant, il sera, semble-t-il, beaucoup plus sensible à la provocation du sommeil. Cette fois encore, la conscience subsiste, l'obsession se dresse et ma suggestion reste impuissante.

Il est bien avéré que la suggestion ne le guérira que si sa raison raisonnante peut être terrassée. Je lui raconte alors les cas dans lesquels la suggestion, faite pendant la chloroformisation, s'est montrée fort efficace. Mais il hésite et tergiverse; il songe aux ennuis, aux dangers même que comporte le chloroforme; il est fort peu enthousiaste..... et, moi aussi, je le confesse.

Finalement, nous cessons de nous voir; son état mental n'est guère modifié. Un an se passe; je suis alors fort satisfait de mes premiers essais de suggestion pendant la narcose éthyl-méthylique. Je lui en fais part et, sans tarder, il accourt se remettre entre mes mains. « Justement, me dit-il, je pense beaucoup à une très gentille jeune fille, d'excellente famille; elle est un parti excellent et je l'aime; mon plus vif désir serait de l'épouser; mais je ne ferai ma demande que si je suis complètement guéri. Aidez-moi à faire ma vie; usez de moi comme bon vous semblera, je me livre à vous! »

Comme il convient, je tâte sa susceptibilité. Bientôt je suis convaincu que l'*hyponarcose*, à l'exclusion de la narcose proprement dite et de l'hypernarcose, me permettra d'exercer une action efficace sur sa mentalité.

Pendant l'hyponarcose, surviennent les caractéristiques psychologiques de cet état, à savoir : persistance de la conscience, hyperacuité sensorielle, hyperréceptivité centrale, exaltation de la suggestionnabilité. Le malade sent que toutes ses résistances sont brisées; les représentations obsédantes sont suspendues; le terrain est déblayé, la place est libre; la suggestion l'impressionne, avec une intensité inaccoutumée; elle occupe toute l'aire de sa conscience et lui apparaît comme inéluctable ([1]).

Au moment même où la suggestion vient de lui être formulée, il se trouve dans un état d'euphorie toute spéciale : très certainement, il guérira; il est sûr d'arriver au but; il le sent, le triomphe est proche; il a l'impression de remporter une éclatante victoire.

Toutefois, dans l'intervalle qui sépare deux de nos séances, il est assailli, de nouveau, par ses craintes; il doute de lui. Bientôt cependant, il acquiert le pouvoir d'éloigner de son esprit ses appréhensions, au fur et à mesure qu'elles viennent le harceler; il se répète spontanément qu'elles ne sont pas fondées et qu'il est certain d'être guéri à bref délai. Quelques séances encore et il n'a plus guère besoin de chasser son obsession, celle-ci ne revenant que de loin en loin et très faiblement; finalement elle nous paraît tout à fait délogée.

Nos séances ont eu lieu trois fois par semaine, puis deux fois, puis une fois. Notre malade reste calme et affranchi de son obsession pendant presque toute une semaine; il est de nouveau harcelé par ses doutes, la veille du jour où doit avoir lieu notre séance suivante; on dirait qu'il est immunisé pour un petit nombre de jours et que, passé ce délai, il est de

______

(1) *Revue de l'hypnotisme*, août 1903

nouveau tourmenté. Nous reprenons donc nos séances deux fois par semaine et je le trouve bientôt à point pour qu'une expérience soit tentée.

Un rendez-vous ferme a été donné. Il éprouve bien quelque énervement, puis une certaine inquiétude qui augmente au fur et à mesure que l'heure approche; toutefois, il se ressaisit presque complètement lorsqu'arrive sa partenaire. Celle-ci se fait beaucoup prier; lui, n'insiste pas outre mesure; elle promet de céder..., la prochaine fois, et il se réjouit presque de voir que les choses ne vont pas plus loin ce soir-là. Quelques jours après, nouvelle rencontre. La belle dame doit venir à 9 h. Il l'attend patiemment; comme à 9 h. 1/2 elle n'a pas encore paru, il s'énerve; à 9 h. 3/4, il se dit qu'elle ne viendra probablement pas et il en éprouve presque du soulagement. Quelques minutes après, elle fait son entrée; aussitôt il se sent très valide, passe outre à une suprême résistance et tout s'accomplit normalement. Cette victoire produit sur notre homme un effet normal des plus salutaire.

Peu de temps après, il se retrouve en présence d'une femme du monde avec laquelle il a subi, deux ans auparavant, trois échecs successifs; et il prend une revanche éclatante. Puis, il rencontre une autre personne qui lui a beaucoup plu jadis et à qui il ne déplaisait pas; mais il l'avait systématiquement évitée pour ne point s'exposer à la rendre témoin de son infirmité. Cette fois, il se montre très entreprenant; au moment délicat, une petite hésitation survient; il reprend très vite contenance et chasse toute espèce de pensée, pour n'être plus qu'une « machine à réflexes », ainsi que je le lui ai suggéré.

La guérison est donc manifeste. Tout rayonnant, il fait sa demande et est agréé; on décide que le mariage aura lieu deux mois après. Il voit souvent sa fiancée, cause en tête à tête avec elle, apprend à connaître son caractère; bientôt, il me déclare qu'il l'aime passionnément. Malgré cela et en dépit des succès relatés ci-dessus, il est encore harcelé par des doutes. Il vient de réussir, plusieurs fois de suite, c'est entendu; mais c'était avec des personnes expérimentées; avec une jeune fille ignorante et naïve comme l'est sa fiancée, ce ne sera peut-être pas commode, etc., etc. Nous continuons donc le traitement sans désemparer; lorsque la date du mariage approche, nos séances deviennent quotidiennes; la veille du grand jour, après une séance plus longue et plus intense que toutes les précédentes, il me quitte, content de lui... et de moi.

Le jour du mariage, une toute petite difficulté surgit. Ce point paraîtra puéril à certains; mais, en psychothérapie, les moindres détails acquièrent parfois une importance de premier ordre. J'avais reçu une invitation pour la cérémonie nuptiale et pour le lunch. Je me devais d'assister à l'une et à l'autre, eu égard aux sentiments très affectueux que nous avions contractés l'un pour l'autre, au cours de nos nombreuses séances. Toutefois, je me dis : Quand il me verra, à quoi pensera-t-il ? Quel effet lui produira ma présence ? Il sera bien capable de se raconter que je ne suis pas très sûr de sa guérison, que je suis venu exprès pour l'influencer une dernière fois ; or, ma seule influence personnelle ne lui avait pas apporté grand secours une première fois, quelle utilité pourrait bien avoir pour lui ma simple présence, lorsque l'hyponarcose ne s'y ajoute pas, etc., etc.

Finalement, je décide de m'abstenir; mais, j'envoie, le soir même, pour m'excuser et présenter mes vœux, un pneumatique qui ne lui parviendra que le lendemain au réveil. Et le lendemain, pendant mon déjeuner, je reçois ce mot : « Mille affectueux remerciements : succès sur toute la ligne ! »

La suggestion n'a pas seulement mis cet homme en état de contracter le mariage qu'il désirait ; elle a profondément modifié son caractère. Jadis, il prétendait que la vie ne valait pas la peine d'être vécue ; il était triste et taciturne. Aujourd'hui il trouve que la vie est bonne et douce ; il manifeste de l'entrain et de la gaieté, il a le visage rayonnant et se déclare parfaitement heureux.

Paris, Imp. A. Quelquejeu, rue Gerbert, 10.

www.ingramcontent.com/pod-product-compliance
Lightning Source LLC
LaVergne TN
LVHW022253030726